NOTICE NÉCROLOGIQUE

SUR

M. POGGIALE

PHARMACIEN INSPECTEUR EN RETRAITE

Décédé à Bellevue, le 26 août 1879.

PARIS,

LIBRAIRIE DE LA MÉDECINE, DE LA CHIRURGIE ET DE LA PHARMACIE MILITAIRES

VICTOR ROZIER, ÉDITEUR,

20, RUE SAINT-GUILLAUME, 26.

Près le boulevard St-Germain.

1879

Imprimerie de J. DUMAINE, rue Christine, 2.

NOTICE NÉCROLOGIQUE

SUR

M. POGGIALE

Ceux qui ont vu M. Poggiale dans ces dernières années étaient loin de prévoir sa fin prochaine. Sa constitution robuste, une sobriété exemplaire, une existence calme et heureuse partagée entre le travail et la famille; tout semblait lui promettre une heureuse vieillesse. Il y a quelques semaines à peine, il était encore au milieu de nous, se livrant à ses travaux ordinaires, qu'il fut cependant bientôt forcé d'interrompre. Dès le début, M. Mounier, son ami depuis de longues années, entrevit l'issue fatale. Il lui prodigua jusqu'au dernier moment les soins que l'on a pour un frère, en retour desquels le pauvre malade lui témoignait toute sa gratitude.—Il avait souhaité une fin non douloureuse. Ce vœu ne devait pas être exaucé. Ce n'est qu'après de longues souffrances, supportées avec calme et courage, que la mort libératrice est venue le délivrer.

Né à Valle (près d'Ajaccio) le 9 février 1808, il fut attaché après sa sortie du collège à l'école du service de santé militaire de Strasbourg, à l'armée d'Afrique, à l'hôpital du Gros-Caillou, et au Val-de-Grâce de 1828 à 1836. En 1833,

il obtint le diplôme de docteur en médecine. En 1837, il
fut à la suite d'un concours, nommé professeur de physique
et chimie à l'hôpital d'instruction de Lille, puis professeur
de chimie à l'école impériale de médecine et pharmacie militaires du Val-de-Grâce. Pendant plus de 22 ans, il a ensei-
gné ces sciences à de nombreuses promotions de médecins
et de pharmaciens militaires.

Après avoir parcouru tous les degrés hiérarchiques du
corps de santé militaire, il a été nommé, en 1858, pharmacien inspecteur et membre du Conseil de santé des armées.
Dès 1857, il était membre de l'Académie de médecine et
membre de la Société de pharmacie. En 1860, il fit partie
du Conseil d'hygiène publique de la ville de Paris.—En 1865,
il reçut la croix de Commandeur de la Légion d'honneur.

Les travaux de M. Poggiale sont trop nombreux pour
pouvoir être tous cités. Voici les principaux : Dans diverses
publications de 1843 à 1850, il a étudié la solubilité des sels
et découvert de nouvelles combinaisons du cyanure de mer-
cure. Depuis, il a fait de nombreuses recherches sur le sang
de l'homme et des animaux, et sur le lait, pour l'analyse
duquel il a, le premier, indiqué un procédé devenu classique. Notons également l'analyse comparative du pain des-
tiné aux troupes de toutes les puissances européennes.

M. Poggiale s'est livré à un long travail sur les eaux des
forts de Paris, et sur la composition de l'eau de Seine aux
différentes époques de l'année. Ce mémoire est sans contre-
dit le plus important de tous ceux qui ont été publiés sur
les eaux de cette rivière. Son dernier travail sur cette ques-

tion est un rapport circonstancié sur les eaux de la Bièvre, et l'indication des procédés qui permettront de remédier à son insalubrité. Il s'est également occupé des eaux minérales d'Amélie-les-Bains, de Guagno et d'Orezza.

Nous avons trouvé dans la collection des mémoires scientifiques de M. Poggiale des recherches sur les équivalents nutritifs des divers aliments. Il a montré, un des premiers, que la valeur nutritive d'un aliment n'était pas toujours proportionnelle à sa teneur en azote.

Depuis plusieurs années, M. Poggiale a pris part aux questions les plus importantes qui ont été examinées par l'Académie de médecine, telles sont : le vitalisme, l'action des médicaments, l'application des sciences physiques et naturelles à la médecine; la fabrication des allumettes, l'empoisonnement par le phosphore, les eaux potables, etc., etc. Il a publié un traité d'analyse chimique par les volumes qui est devenu classique, et c'est sous sa présidence que la commission du Formulaire des hôpitaux militaires a rédigé cet ouvrage.

Voici les paroles d'adieu prononcées sur sa tombe au nom du corps de santé militaire, par M. Coulier, Pharmacien inspecteur :

« Messieurs,

« Au nom du Corps de santé militaire, je viens adresser à M. Poggiale le témoignage de nos regrets fraternels et de notre douleur.

« C'est en 1808, à Valle di Mezzana, village près d'Ajaccio, que naquit celui que nous accompagnons aujourd'hui à sa dernière demeure.

« Son père était médecin de village, un dur métier, Messieurs, surtout dans ces âpres montagnes de la Corse, mais un métier aussi honorable que pénible. Il donnait à ses enfants, dès leur plus jeune âge, l'exemple du travail incessant, et du dévouement au devoir.

« Sa mère était Grecque d'origine, et portait un nom illustre, mais à quoi bon le dire, devant cette tombe qui enseigne si cruellement le néant des choses humaines? La vie entière de notre bien aimé maître démontre d'ailleurs assez qu'un sang généreux circulait dans ses veines. Il reçut d'elle cette éducation que la mère de famille sait si bien donner, et que rien ne remplace; et puis elle mourut, laissant trois jeunes enfants. Ce fut un irréparable malheur; Poggiale, jusque dans les dernières années de sa vie, n'en parlait qu'avec vénération et reconnaissance.

« A cette époque, son père le plaça au collège d'Ajaccio. C'est là qu'il fit les études qui sont le prélude de toute carrière libérale, et qui font le charme de nos vieux jours. Le jeune collégien en profita, car dès qu'il les eut terminées, il vint à Marseille, et passa coup sur coup les deux baccalauréats.

« Puis il fallait choisir une carrière. Le père dans sa jeunesse avait été médecin militaire; cette circonstance décida du sort de son fils qui avait le goût des sciences physico-chimiques. Le 20 octobre 1828, il fut admis en qualité de pharmacien élève.

« L'enseignement des sciences n'était pas à cette époque

ce qu'il est devenu aujourd'hui. Les élèves avaient besoin d'initiative; et la part faite au travail personnel de chacun d'eux était considérable. Dès sa plus tendre enfance, M. Poggiale avait contracté l'habitude du travail patient et incessant. Cette habitude, il la conserva jusqu'à sa dernière heure, et ce fut elle qui assura le succès de ses débuts. Après s'être fait recevoir docteur en médecine, et avoir parcouru tous les grades inférieurs, il est nommé Major de première classe en 1845. Déjà à cette époque, il occupait la chaire de chimie à l'hôpital d'instruction de Lille. Le succès de son enseignement le décida à se vouer entièrement à cette carrière. En 1847, il fut appelé en qualité de professeur et de pharmacien en chef à l'hôpital de perfectionnement du Val-de-Grâce. C'est là que j'eus le bonheur de le rencontrer pour la première fois. Je devins son préparateur, puis son agrégé. C'est dans ce contact de tous les instants que se formèrent, petit à petit, ces liens d'amitié qui se brisent en ce moment d'une manière si douloureuse.

« Dans son long professorat, Poggiale a apporté l'honnêteté qui caractérisait jusqu'aux moindres actions de sa vie.—Pas une leçon qui ne fût convenablement préparée ; pas une expérience qui ne fût répétée avant la leçon. Le seul objectif qu'il se soit jamais proposé, était l'instruction de ses élèves. Sa parole était facile ; et il n'eût tenu qu'à lui de développer le côté oratoire de ses leçons, mais il ne l'a jamais cherché, et sa personnalité a toujours été mise par lui sur le second plan.

« Cet enseignement si clair, si assimilable, était goûté par les élèves. Le professeur, dans sa tâche, était aidé par l'estime et l'amitié qu'il savait inspirer à son auditoire. Son secret pour atteindre ce but était simple ; il aimait ses élèves et ceux-ci, instinctivement, le payaient de retour. — Aujourd'hui ces élèves, devenus chefs à leur tour, sont disséminés et éloignés par leur service, mais je puis affirmer qu'ils partagent votre douleur, et qu'il en est plus d'un qui, en ce moment, épie avec recueillement l'heure de la triste cérémonie qui nous rassemble.

« Je devrais ici, Messieurs, vous parler de ses travaux. La liste en est trop longue, et ils sont trop connus pour que j'insiste. Il travaillait toujours, et pas une année ne s'est passée sans produire une œuvre nouvelle. Tous ces travaux avaient un caractère commun : l'utilité pour le service ou la science. Tels furent le Formulaire des hôpitaux militaires rédigé sous sa direction ; le Traité devenu classique d'analyse volumétrique, et les nombreux mémoires sur tout ce qui touche à la thérapeutique, et à l'hygiène du soldat. — Ces labeurs incessants devaient trouver leur récompense. L'Académie de médecine l'admit au nombre de ses membres. — Une voix autorisée (1) vient de vous dire quelle part il prit à ses travaux jusqu'à ses derniers moments. Elle a voulu, pour honorer la mémoire des deux membres qu'elle vient de perdre (2), lever la séance dans laquelle elle a appris le double deuil qui la frappe. Depuis longtemps il était

---

(1) M. Bourgoin venait de prononcer un discours au nom de l'Académie de médecine.

(2) M. Chassaignac, décédé la même semaine.

membre assidu de la Société de pharmacie dont il avait eu l'honneur d'être le président. Il faisait également partie du Conseil d'hygiène publique et de salubrité du département de la Seine. — En 1858, il avait atteint le plus haut grade dans notre hiérarchie, et avait été nommé Pharmacien inspecteur, et membre du Conseil de santé des armées. Enfin, en 1865, il avait obtenu la croix de Commandeur de la Légion d'honneur que vous venez de voir briller sur son cercueil.

« Il est facile de deviner, après les quelques paroles qui viennent d'être dites, ce qu'il était comme homme privé.— Un mot parti du cœur de l'un des siens peut le dépeindre ; il avait l'adoration de la famille. Après la mort de son père, il avait été l'aide et l'appui de ses deux sœurs. Puis il avait trouvé dans celle qui fut la compagne de toute son existence, une épouse digne de lui et qui, en ce moment, est brisée par la douleur. Le temps, qui amoindrit le plus souvent tout ce qu'il touche, n'avait fait que resserrer les liens qui unissaient toute cette famille, et c'était toujours fête nouvelle quand il se retrouvait au milieu d'elle, entouré de ses enfants et petits-enfants. — Hélas, le souvenir de tout ce bonheur ne fait qu'augmenter leur peine. La mort devrait épargner ceux que nous aimons ; elle a d'un seul coup brisé tout l'édifice en ne laissant que le souvenir de celui qui fut pour ses parents un père bien aimé, et pour nous un ami sûr et dévoué.

« Je m'arrête, Messieurs, ma tâche va finir ; mais c'est la partie la plus douloureuse qui me reste à accomplir. Voici le moment de la séparation et des adieux suprêmes ; dans un

instant vous allez entendre le bruit lugubre de la tombe qui
se referme. — Laissez-moi espérer, en ce moment solennel,
que quelque chose échappe à l'avare tombeau. Eh quoi !
cette dépouille déjà refroidie eût pensé, eût aimé, eût été
tout entière l'ami que nous pleurons ! la matière n'a pas un
tel pouvoir ; *lui* n'est plus là. Je lui adresse ces adieux
comme un aveugle qui ne voit pas celui à qui il parle, mais
qui est sûr d'être entendu, et j'espère que, lorsqu'à notre
tour l'heure viendra de quitter cette enveloppe d'argile,
nous le retrouverons dans une patrie où il n'y a plus de séparation pour ceux qui s'aiment. »

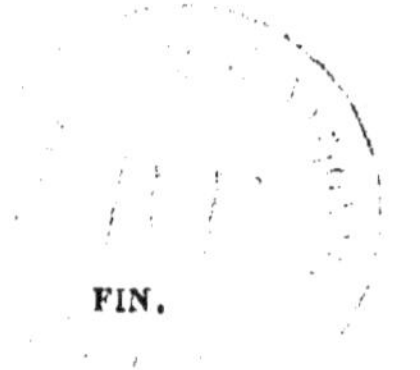

FIN.

Imprimerie de J. Dumaine, rue Christine, 2.